ADELGAZAR

SIN INTERVENCIONES

SIN REMEDIOS

SIN MENTIRAS

Un año de dedicación y reeducación: sin vuelta atrás.

Hay momentos en la vida en los que reconocemos la necesidad de un cambio profundo y duradero.

Es como si una voz interior susurrara que es hora de tomar las riendas, de dedicarnos a un viaje que nos transformará de adentro hacia afuera.

Es en estos momentos cuando tomamos la decisión de dedicar un año entero a nuestra propia reeducación, a nuestra búsqueda de un bienestar genuino y duradero.

Este libro es una guía para ese viaje, un compañero en tu búsqueda de una vida más saludable, feliz y significativa.

Entrar en un año es una unidad de tiempo que, vista de cerca, puede parecer alarmantemente larga. Sin embargo, cuando miramos el panorama más amplio, un año es solo una fracción del tiempo que tenemos en nuestras vidas.

Por tanto, la elección de dedicar un año a un camino de reeducación y transformación personal es una decisión monumental.

Es una declaración de compromiso, una afirmación de que valoras tu salud, tu felicidad y tu potencial de una manera que merece una atención y un esfuerzo extraordinarios.

Este no es un libro más de autoayuda, ni tampoco un manual de solución rápida para problemas a corto plazo.

Más bien, es un programa completo que abarca 365 días, un programa que exige tu dedicación continua y tu voluntad de aceptar un cambio duradero.

Esta es una invitación a una profunda reeducación, una transformación que abarca todos los aspectos de tu vida.

cuerpo, mente y espíritu.

Reconocemos que el viaje que proponemos no estará exento de desafíos.

Después de todo, la verdadera transformación nunca es fácil. Sin embargo, es la voluntad de afrontar estos desafíos lo que nos hace más fuertes y nos lleva a alcanzar nuestros objetivos más profundos.

No buscamos soluciones temporales, sino cambios de estilo de vida que duren toda la vida.

Queremos que entiendas que no hay vuelta atrás -y,

honestamente,

no querrás volver.

La obesidad es una condición multifactorial que va más allá de la mera estética.

Está intrínsecamente ligada a una serie de problemas de salud graves, como Diabetes tipo 2, enfermedades cardiovasculares, hipertensión, apnea del sueño, osteoartritis, algunos tipos de cáncer y muchos otros.

Además, la obesidad puede tener un impacto negativo en la salud mental, contribuyendo a la depresión, la ansiedad y la baja autoestima.

La búsqueda de una pérdida de peso rápida y drástica ha sido una tendencia, existiendo muchas dietas, métodos de moda y extremos que prometen resultados inmediatos.

Sin embargo, estos enfoques no suelen ser sostenibles y pueden ser perjudiciales para la salud a largo plazo.

Por el contrario, la pérdida de peso saludable y natural se centra en lograr y mantener un peso corporal adecuado mediante cambios equilibrados y perdurables en el estilo de vida.

Aquí hay algunas razones por las que este enfoque es tan importante:

1. Salud a largo plazo:

Elegir una pérdida de peso saludable y natural tiene como objetivo mejorar tu salud a largo plazo. Tomar decisiones de estilo de vida sostenibles, como mejorar tu dieta y aumentar la actividad física, no solo te ayuda a perder peso sino que también te ayuda a mantener un peso saludable con el tiempo. Esto reduce el riesgo de una serie de problemas de salud asociados con la obesidad, como Diabetes tipo 2, enfermedades cardíacas y presión arterial alta.

2. Seguridad y Bienestar:

Las dietas extremas y los métodos rápidos de pérdida de peso pueden ser peligrosos para la salud. Pueden provocar deficiencias nutricionales, pérdida de masa muscular y otros efectos secundarios nocivos. Un enfoque natural y saludable es más seguro y promueve el bienestar general.

3. Sostenibilidad:

La pérdida de peso saludable y natural se centra en realizar cambios gradualmente y desarrollar hábitos sostenibles. Esto hace que sea más probable que las personas mantengan su nuevo peso con el tiempo en lugar de recuperarlo después de una dieta temporal.

4. Cambio de comportamiento duradero:

Este enfoque enfatiza el cambio de comportamiento por encima de las soluciones rápidas. Esto significa que las personas aprenden a elegir mejores alimentos e incorporan actividad física en sus vidas de forma continua, lo cual es fundamental para el éxito a largo plazo.

5. Autoestima y Salud Mental:

La pérdida de peso saludable también considera la salud mental.

Los enfoques extremos pueden generar sentimientos de fracaso y baja autoestima cuando no se logran las metas.

Un enfoque equilibrado promueve una relación más saludable con el cuerpo y la comida, mejorando la autoestima y la salud mental.

6. Ejemplo para otros:

Al adoptar un enfoque de pérdida de peso saludable y natural, puedes convertirte en un modelo positivo para amigos y familiares. Esto puede inspirar a quienes te rodean a tomar decisiones más saludables y adoptar un estilo de vida activo.

7. Menos efecto acordeón:

Las dietas rápidas y extremas a menudo resultan en un efecto concertina, en el que las personas pierden peso sólo para recuperarlo rápidamente. La pérdida de peso gradual es más eficaz para prevenir el efecto acordeón, ya que crea hábitos sostenibles.

8. Educación y Autonomía:

Al adoptar un enfoque saludable y natural para perder peso, las personas tienen la oportunidad de aprender sobre nutrición, actividad física y cómo estos factores afectan su cuerpo. Esto les permite tomar control de su propia salud y tomar decisiones informadas.

En resumen, la pérdida de peso saludable y natural no sólo es un enfoque eficaz para lograr un peso corporal saludable, sino que también es crucial para el mantenimiento de la salud a largo plazo.

Al tomar decisiones equilibradas y sostenibles, no sólo mejoras tu salud física, sino que también promueves tu bienestar mental y emocional.

Por eso, cuando enfrentes el desafío de perder peso, recuerda siempre priorizar tu salud y bienestar a largo plazo.

La obesidad a menudo se evalúa mediante el índice de masa corporal (IMC), que se calcula mediante la siguiente fórmula:

IMC = dividir altura2 (m2) por peso (kg)

Dónde:

"Peso" es la masa corporal en kilogramos (kg).

La "altura" es la altura en metros (m).

El resultado del IMC se puede interpretar de la siguiente manera según las categorías establecidas por la Organización Mundial de la Salud (OMS):

IMC inferior a 18,5: peso insuficiente

IMC entre 18,5 y 24,9: peso normal

IMC entre 25 y 29,9: sobrepeso

IMC entre 30 y 34,9: obesidad grado I

IMC entre 35 y 39,9: obesidad grado II

IMC superior a 40: obesidad grado III

CAUSAS DE LA OBESIDAD:

La obesidad no tiene una única causa, sino que es el resultado de la interacción de varios factores, entre ellos:

Dieta: el consumo excesivo de calorías, especialmente de alimentos ricos en grasas y azúcar, contribuye al aumento de peso.

Inactividad física: Los estilos de vida sedentarios, en los que la actividad física es limitada, son un importante factor de riesgo de obesidad.

Genética: La predisposición genética puede influir en la probabilidad de desarrollar obesidad, pero no es decisiva.

Factores psicosociales: el estrés, la depresión y otros factores emocionales pueden conducir a conductas alimentarias inapropiadas.

Medio ambiente: la disponibilidad de alimentos ricos en calorías y el acceso limitado a alimentos saludables pueden influir en los patrones de alimentación.

IMPLICACIONES PARA LA SALUD:

La obesidad es más que una preocupación estética; tiene graves implicaciones para la salud.
Algunas de las condiciones de salud asociadas con la obesidad incluyen:

Diabetes tipo 2: la obesidad es un factor de riesgo importante para desarrollar Diabetes tipo 2, una afección caracterizada por resistencia a la insulina.

Enfermedades cardiovasculares: la obesidad se asocia con un mayor riesgo de hipertensión arterial, enfermedades coronarias y accidentes cerebrovasculares.

Problemas respiratorios: la obesidad puede provocar trastornos respiratorios, como la apnea del sueño, que afectan la calidad del sueño y la salud en general.

Problemas en las articulaciones: el exceso de peso ejerce presión adicional sobre las articulaciones, lo que contribuye a la osteoartritis y otros problemas musculoesqueléticos.

Problemas psicológicos: la obesidad puede provocar problemas de salud mental, como depresión, ansiedad y baja autoestima.

Cáncer: Algunos tipos de cáncer, como el de mama, colon y próstata, están asociados con obesidad.

Problemas hepáticos: la esteatosis hepática, o enfermedad del hígado graso no alcohólico, es más común en personas con sobrepeso.

CONSULTA A UN PROFESIONAL DE LA SALUD

Antes de realizar cambios importantes en la dieta o el estilo de vida, consulta a un médico o nutricionista. Pueden ayudarte a evaluar tu estado de salud actual y crear un plan que se adapte a tus necesidades.

ESTAS SON LAS PRUEBAS QUE NECESITAS PARA INICIAR TU PROGRAMA DE PÉRDIDA DE PESO:

Análisis de sangre completo: un hemograma completo puede proporcionar información sobre la salud general, incluidos los recuentos de células sanguíneas, la función renal y hepática y los niveles de glucosa en sangre. Esto puede ayudar a identificar problemas de salud subyacentes que pueden afectar tu capacidad para perder peso.

Evaluación de la función tiroidea: los problemas de tiroides, como el hipotiroidismo o el hipertiroidismo, pueden afectar el metabolismo y dificultar la pérdida de peso. Puede estar indicado un análisis de sangre que mida los niveles de hormonas tiroideas, como TSH, T3 y T4.

Perfil Lipídico: Esta prueba evalúa los niveles de colesterol total, HDL (colesterol "bueno"), LDL (colesterol "malo") y triglicéridos. Es importante evaluar el riesgo cardiovascular y controlar los efectos de la dieta sobre los lípidos en sangre.

Glucosa en sangre en ayunas: La glucosa en sangre en ayunas mide los niveles de azúcar en sangre después de un período de ayuno nocturno. Esto puede ayudar a identificar la prediabetes o la Diabetes, que pueden afectar la forma en que abordas tu dieta.

Evaluación de la función renal: pruebas como la creatinina sérica y la tasa de filtración glomerular (TFG) se utilizan para evaluar la función renal. Los problemas renales pueden influir en la dieta y la ingesta de proteínas.

Evaluación de la función hepática: pruebas como ALT (alanina aminotransferasa) y AST (aspartato aminotransferasa) miden la función hepática. Los problemas hepáticos pueden afectar la capacidad del cuerpo para metabolizar las grasas.

Medición de la presión arterial: La presión arterial alta puede ser un factor de riesgo de enfermedades cardiovasculares. Es importante medir tu presión arterial con regularidad, ya que la dieta puede afectar tu salud cardiovascular.

Evaluación nutricional: consultar a un dietista o nutricionista registrado puede ayudarte a evaluar tu estado nutricional actual, identificar deficiencias y planificar una dieta personalizada.

Evaluación del metabolismo basal: en algunos casos, una evaluación del metabolismo basal (cuántas calorías quema tu cuerpo en reposo) puede ser útil para determinar la ingesta calórica ideal para perder peso.

Evaluación de la composición corporal: medir el porcentaje de grasa corporal, la masa corporal magra y el índice de masa corporal (IMC) puede ayudarte a establecer objetivos realistas de pérdida de peso.

FRANQUEZA Y VERDAD

Pensar antes de ingerir cualquier alimento significa considerar no sólo el sabor momentáneo, sino también el valor nutricional y los beneficios que cada alimento aportará a tu cuerpo y a tu salud.

Esto no significa que debas renunciar a todos los caprichos, sino que debes encontrar un equilibrio entre los placeres gastronómicos y las opciones saludables.
La concientización sobre los alimentos implica preguntas como:

"¿Es este alimento nutritivo?"
"¿Cómo me sentiré después de comerlo?"
"¿Esto me ayudará a alcanzar mis objetivos de pérdida de peso?"

"¿Tengo mucha hambre o simplemente estoy comiendo por impulso emocional?"

Recuerde que no es sólo lo que come, sino también cómo y por qué come lo que juega un papel importante en su jornada. Practicar la conciencia alimentaria puede ayudarte a evitar el consumo impulsivo y el comer por impulso emocional.

" No compres lo que no puedes comer."

1. Evita la tentación: cuando llenas tu hogar con alimentos poco saludables o que no se alinean con tus objetivos de pérdida de peso, estás creando una tentación constante. Tener estos alimentos a la vista hace que sea más difícil resistirse a ellos, especialmente en momentos de debilidad.

2. Promueve opciones saludables: Al abastecer tu despensa y tu refrigerador con alimentos saludables y nutritivos, estás creando un entorno propicio para la elección de alimentos saludables. Será más probable que consumas estos alimentos cuando tengas hambre o necesites una comida rápida.

3. Ahorra dinero: Comprar sólo lo que puedes y debes comer ayuda a evitar el desperdicio de alimentos. Además, ahorras dinero al evitar gastar en artículos poco saludables o innecesarios.

4. Mantente enfocado: cuando sigues la regla de no comprar lo que no puedes comer, te mantienes enfocado en tus objetivos de salud y pérdida de peso. Esto refuerza tu compromiso y determinación.

5. Simplifica la vida: Una despensa y un refrigerador organizados y alineados con tus objetivos simplifican la vida. No es necesario gastar tiempo y energía decidiendo entre opciones poco saludables; tus opciones ya están definidas.

6. Construye hábitos sostenibles: esta práctica ayuda a construir hábitos alimentarios sostenibles. En lugar de depender de la fuerza de voluntad para evitar alimentos inapropiados, estás creando un entorno que respalda automáticamente tus objetivos.

7. Fortalece la Disciplina: No comprar lo que no puedes comer es un ejercicio de disciplina. Fortalece tu capacidad para tomar decisiones conscientes y controlar tus impulsos alimentarios.

Incluye el ejercicio en tu rutina Díaria

Un camino realista para actividad física y pérdida de peso

La emoción muchas veces nos lleva a tomar decisiones impulsivas, como apuntarnos a un gimnasio sin considerar del todo nuestra situación actual.
Esta excitación inicial, lamentablemente, puede convertirse en frustración y desánimo cuando nos damos cuenta de que somos incapaces de mantener la asiduidad en las actividades.
Es importante reconocer que el sobrepeso puede hacer que la actividad física sea más desafiante al principio.
Los movimientos que a otras personas les parecen simples pueden parecer difíciles e incómodos cuando se lleva peso extra.
Por lo tanto, antes de comprometerse con una rutina intensa en el gimnasio, es aconsejable adoptar un enfoque más gradual y realista de la actividad física.
Una forma eficaz de empezar a moverse es incorporar el ejercicio a tu vida Diaria.

Caminar, subir escaleras, limpiar la casa y trabajar en el jardín son excelentes formas de actividad física que puedes realizar a tu propio ritmo.
Estos movimientos cotidianos te ayudan a construir una base sólida y a familiarizarte con la actividad física, preparándote para un nivel más avanzado de ejercicio en el gimnasio.
Es importante recordar que no existe un enfoque único que sirva para todos. Cada persona es diferente y lo que funciona para una persona puede no funcionar para otra. Por lo tanto, no te compares con los demás, ya que esto puede generar sentimientos de insuficiencia.
A medida que avances en tu proceso de pérdida de peso y te sientas más cómodo con la actividad física, es posible que desees considerar inscribirte en un gimnasio.
Sin embargo, es fundamental no apresurarse en este paso. La pérdida gradual de peso, acompañada de un aumento progresivo de la actividad física, puede resultar más sostenible y gratificante a largo plazo.

Mantente hidratado

La cantidad de agua que una persona necesita al día puede variar dependiendo de varios factores, entre ellos la edad, el sexo, el nivel de actividad física, el clima y la salud individual.
Sin embargo, existe una recomendación general que puede resultar útil como punto de partida:

Lo llamado
"Consumo Diario recomendado de agua"
o
"RDI" (Ingesta Diaria Recomendada).

La dosis Diaria recomendada de agua para adultos generalmente
es de alrededor de 2,7 a 3,7 litros por día,
que es equivalente a
unos 8 a 12 vasos de agua de 250 ml cada uno.

Sin embargo, esta cantidad puede variar.

Recuerda que el agua es esencial para muchas funciones corporales, incluida la regulación de la temperatura, la digestión, la absorción de nutrientes, la eliminación de desechos y la función general de los órganos.

La deshidratación puede provocar una serie de problemas de salud, como fatiga, mareos, estreñimiento e incluso problemas renales.
Una forma práctica de comprobar la hidratación es prestar atención al color de la orina.
La orina de color amarillo claro o pálida generalmente es un signo de buena hidratación, mientras que la orina oscura o concentrada puede indicar la necesidad de aumentar la ingesta de agua.

En última instancia, es importante escuchar a tu cuerpo y satisfacer tus necesidades de hidratación individuales.

Si no estás seguro de tus necesidades específicas, consultar a un profesional de la salud puede resultar útil para obtener orientación personalizada.

Beber agua es fundamental para que el organismo funcione correctamente. Mantente hidratado durante todo el día y opta por el agua como bebida principal.

Dormir lo suficiente

El sueño adecuado es vital para la salud y la pérdida de peso.
Intenta mantener una rutina de sueño.
Evita constantemente los estimulantes antes de acostarte y crea un ambiente propicio para el descanso.

Manejar el estrés y las emociones

Aprenda técnicas de manejo del estrés como meditación, yoga o ejercicios de respiración.
Evite la alimentación emocional buscando alternativas saludables para afrontar el estrés.

Evaluación mensual vs. a diario: Equilibrando la mentalidad

Monitorear el progreso diariamente, de hecho, puede generar ansiedad y desánimo.
Las fluctuaciones normales en el peso corporal, que pueden ocurrir debido a una serie de factores como la retención de líquidos, las hormonas y la digestión, pueden resultar desconcertantes si se observan constantemente.
La báscula puede convertirse en una fuente de estrés, lo que lleva a un enfoque demasiado crítico y negativo del proceso de pérdida de peso.
La evaluación mensual, por otro lado, permite una perspectiva más amplia y equilibrada del progreso.
Le da al cuerpo tiempo suficiente para responder a los cambios en la dieta y la actividad física, reduciendo la ansiedad asociada con las fluctuaciones diarias.
El enfoque mensual fomenta la paciencia, la aceptación de las fluctuaciones normales y una visión más realista y sostenible del proceso de pérdida de peso.

Utilizar la cinta métrica: más allá del peso corporal

Además de adoptar un enfoque mensual, usar una cinta métrica es una excelente manera de realizar un seguimiento del progreso de manera más completa. Si bien la báscula sólo se centra en el peso corporal total, la cinta métrica mide los cambios en la circunferencia de áreas clave del cuerpo como la cintura, las caderas, los muslos y los brazos.

Las cintas métricas son una representación más precisa de los cambios en la composición corporal, ya que pueden indicar ganancias de masa muscular, reducción de grasa corporal y forma del cuerpo, incluso cuando el peso corporal no esté cambiando significativamente.

Esto es especialmente importante para quienes están incorporando ejercicio a su rutina, ya que el músculo pesa más que la grasa.

LA DIETA RESUMIDA

Un plan de dieta saludable y equilibrada

A la hora de seguir un plan dietético para lograr tus objetivos de salud y pérdida de peso, es fundamental adoptar un enfoque equilibrado y sostenible.

Aquí tienes un plan de dieta que incorpora opciones saludables y puede ayudarte a crear una base nutritiva para tu jornada:

1. Eliminar la azúcar procesada:
Evite los azúcares refinados como la sacarosa y el jarabe de maíz con alto contenido de fructosa.
Reemplace el azúcar blanco con alternativas más saludables, como miel cruda, jarabe de arce puro o azúcar de coco, con moderación.

2. Utilice aceites vegetales saludables:
Opte por aceites vegetales sin refinar como aceite de oliva virgen extra, aceite de aguacate o aceite de coco virgen para cocinar.
Evite los aceites parcialmente hidrogenados y los aceites procesados, que tienen un alto contenido de grasas trans nocivas para la salud.

3. Reducir el consumo de carnes rojas:
Reduzca el consumo de carnes rojas y opte por fuentes magras de proteínas como pechuga de pollo, pescado, legumbres y proteínas de origen vegetal como tofu y frijoles.

4. Elimina las bebidas alcohólicas:
El alcohol tiene un alto contenido calórico y puede interferir con la toma de decisiones alimentarias saludables.

5. Reemplace el arroz con quinua:
La quinua es una excelente opción ya que es rica en proteínas, fibra y nutrientes. Reemplaza el arroz blanco por quinua para aumentar el valor nutricional de tus comidas.

6. Condiméntelo con frutas y verduras:
Aumente su consumo de frutas y verduras coloridas en cada comida. Son ricas en vitaminas, minerales y antioxidantes esenciales para la salud.

7. Incluya cereales integrales:
Además de la quinua, incluye en tu dieta otros cereales integrales como avena, cebada, quinua y pan integral para aportar fibra y energía de liberación lenta.

8. Hidrátate adecuadamente:
Beba agua durante todo el día para mantener una hidratación adecuada.
Es importante beber suficiente agua, especialmente a la hora de reducir el consumo de bebidas azucaradas.

9. Mantenga las porciones controladas:
Practica el control de las porciones para evitar el exceso de calorías. Utilice platos más pequeños y preste atención a sus necesidades de saciedad.

10. Planifique comidas y refrigerios:
Haz un plan de alimentación semanal e incluye snacks saludables entre horas para mantener estables tus niveles de energía.

La frase

"No comas como un buey si no eres uno"

resume de forma sucinta la importancia de comprender y respetar las porciones adecuadas en la dieta.
A menudo las personas suelen tener una tendencia natural a consumir porciones mayores de las que realmente necesitan, lo que puede
provocar un exceso de calorías y aumento de peso.

A continuación, le mostramos cómo puede aplicar este concepto en su proceso de pérdida de peso:

1. Conciencia de las porciones:
Empiece por desarrollar una conciencia de lo que constituye una porción adecuada.
Esto implica aprender a reconocer el tamaño de porción correcto de diferentes alimentos, como proteínas, carbohidratos, frutas y verduras.
2. Evite sobredimensionar sus comidas:
Evite la trampa de sobredimensionar sus comidas. Recuerda que el tamaño de tu plato puede influir en la cantidad que comes. Opte por platos más pequeños para ayudar a controlar las porciones.

3. Practique el control de las porciones:
Practicar el control de las porciones es fundamental. Utilice utensilios medidores, como tazas y cucharas, para servir la comida y asegurarse de comer las cantidades correctas.

4. Escuche las señales de saciedad:
Presta atención a las señales de saciedad que envía tu cuerpo. Coma despacio, saboree cada bocado y deténgase cuando empiece a sentirse lleno, no cuando esté completamente lleno.

5. Evite comer emocionalmente:
Evite comer por razones emocionales o en respuesta al estrés. En su lugar, aprenda a liDíar con las emociones de una manera saludable, sin recurrir a la comida en busca de consuelo.

6. Planifique comidas y refrigerios:
Planifique sus comidas y refrigerios con anticipación para evitar el hambre excesiva, lo que puede provocar porciones más grandes. Tenga a mano refrigerios saludables para evitar elecciones impulsivas.

7. Divida en porciones más pequeñas:
Si tiendes a comer porciones grandes, divide la comida en porciones más pequeñas al comienzo de la comida. Esto ayuda a controlar la cantidad que comes.

8. Aprecie la calidad, no la cantidad:
Recuerda que la calidad de los alimentos es más importante que la cantidad. Priorice los alimentos nutritivos y equilibrados en lugar de centrarse únicamente en la cantidad.
9. Cuida el tamaño de los postres:
Reduce el tamaño de tus postres u opta por opciones más saludables, como fruta fresca, yogur natural o pequeñas porciones de postre de vez en cuando.
10. Mantente firme con la frase:
- Siempre que te sientas tentado a excederte con las porciones, recuerda la frase

"No comas como un buey si no eres uno"

para mantener el control y la moderación.

Mantener una vida social activa mientras se sigue una dieta puede parecer un desafío, pero es completamente posible equilibrar ambos.

A continuación, se ofrecen algunos consejos que te ayudarán a disfrutar de las reuniones sociales mientras sigues tu dieta:

1. Planifique con anticipación:
Antes de asistir a eventos sociales, planifique sus comidas y refrigerios con anticipación. Esto ayuda a garantizar que esté nutrido y sea menos probable que elija alimentos impulsivamente.
2. Comuníquese con amigos y familiares:
Hable abiertamente con amigos y familiares sobre su dieta y sus objetivos de salud. Pueden ser más comprensivos y ofrecer opciones de alimentos que se ajusten a tu dieta.
3. Elija restaurantes con opciones saludables:
A la hora de salir a comer, elige restaurantes que ofrezcan opciones saludables en sus menús. Muchos lugares ahora ofrecen alternativas bajas en calorías y opciones vegetarianas.
4. Traiga un plato para contribuir:
Si vas a una reunión social donde habrá comida compartida, lleva un plato que satisfaga tus necesidades dietéticas. Esto garantiza que tengas al menos una opción saludable disponible.

5. Tome decisiones conscientes:
En el evento social, tome decisiones conscientes con respecto a la comida. Opta por porciones más pequeñas, evita los fritos y opta por opciones más saludables como ensaladas, verduras y proteínas magras.
6. Evite el consumo excesivo de bebidas alcohólicas:
El consumo excesivo de alcohol puede provocar malas elecciones de alimentos y exceso de calorías. Bebe con moderación y alterna con agua para mantenerte hidratado.
7. Tenga un plan de recuperación:
Si terminas comiendo demasiado en una ocasión social, no te desanimes. Ten un plan de recuperación para el día siguiente y vuelve a tu rutina de alimentación saludable.
8. Practica la moderación:
Es importante recordar que una dieta saludable permite darse un capricho ocasionalmente. No es necesario que evites todos los alimentos indulgentes, sólo consúmelos con moderación.
9. Céntrese en la empresa, no en la comida:
Concéntrese en la compañía y la diversión durante los eventos sociales en lugar de solo en la comida. Esto puede ayudar a reducir la tentación de comer en exceso.

10. Mantener el equilibrio a largo plazo: Recuerde que el equilibrio a largo plazo es clave. Una comida o un día ocasionalmente menos saludable no comprometerá su progreso general.
11. Involucrar a amigos en actividades activas: En lugar de simplemente reunirse para comer, planifique actividades sociales que impliquen ejercicio, como caminatas, paseos en bicicleta o clases de baile.
12. Realice un seguimiento de su progreso: Mantenga un registro de su progreso para mantenerse motivado y recordar sus objetivos.

Recuerda que una dieta saludable es una parte importante de tu camino hacia la salud, pero no debería impedirle disfrutar de tu vida social.

Con planificación, comunicación y elecciones conscientes, puedes equilibrar ambas de forma eficaz.

RECETAS QUE SERÁN LA BASE DE TU DIETA

SUSTITUIR EL ARROZ POR QUINUA ES UNA ELECCIÓN SALUDABLE Y NUTRICIONAL.

Aquí tienes una receta sencilla para hacer quinua de forma similar al arroz:

Ingredientes:

1 taza de quinua

2 tazas de agua o caldo de verduras (para más sabor)

Sal al gusto (opcional)

Instrucciones:

Enjuague la quinua:

Antes de cocinar, lavar bien la quinoa en agua fría. Esto ayuda a eliminar el sabor amargo natural de la quinua, llamado saponina.

Escurrir y enjuagar:

Utilice un colador fino para escurrir la quinua después de lavarla. Asegúrate de que la quinua esté completamente escurrida.

Calentar una sartén:

En una sartén mediana, calienta un poco de aceite (opcional) a fuego medio.

Tostar la Quinua:

Añade la quinoa a la sartén y tuesta unos minutos hasta que empiece a soltar un aroma a nuez. Esto realza el sabor de la quinua.

Agregar líquido:

Vierta 2 tazas de agua o caldo de verduras en la sartén. Añade una pizca de sal si lo deseas. Aumentar el fuego y llevar a ebullición.

Cocine a fuego lento:

En cuanto el agua empiece a hervir, reduce el fuego, tapa la cacerola y deja cocinar la quinua a fuego lento durante unos 15 minutos, o hasta que se absorba todo el líquido.

Descansar y soltar con un tenedor:

Después de cocinar, retira la sartén del fuego y déjala reposar tapada durante otros 5 minutos. Esto ayuda a aflojar los granos y garantizar que la quinua esté bien cocida.

Servir y disfrutar:

Revuelva la quinua con un tenedor antes de servir. Ahora tienes una base saludable y versátil para acompañar tus platos favoritos, tal y como lo harías con el arroz.

La quinoa es una excelente fuente de proteínas, fibras y otros nutrientes esenciales, por lo que es una nutritiva alternativa al arroz en tus comidas.

Puedes utilizarlo como guarnición, en ensaladas o como base de platos principales.

Intente combinarlo con verduras, proteínas magras y salsas sabrosas para crear comidas deliciosas y saludables.

Puedes mejorar esta receta agregando papas, zanahorias, guisantes, lo que quieras, para variar tanto cuanto sea posible.

Sazone con ajo y cebolla para disfrutar de cada comida.

TODOS LOS DÍAS PARA SUSTITUIR EL PAN

TARTALETA DE HUEVO Y AVENA

CON MIEL Y CANELA

Ingredientes:

1 huevo entero

1/4 taza de copos de avena (puedes ajustar la cantidad para obtener la consistencia deseada)

Miel al gusto

Canela en polvo al gusto

Una pizca de sal (opcional)

Instrucciones:

Preparación de masa:

En un bol batir el huevo hasta que la clara y la yema estén bien mezcladas.

Agregue avena:

Añade la avena al bol con el huevo batido. La cantidad de avena puede variar según la consistencia deseada. Si prefieres una masa más espesa, agrega más avena.

Sazone al gusto:

Sazona la mezcla con una pizca de sal (si lo deseas) y mezcla bien hasta que la avena se incorpore por completo al huevo.

Calentar la sartén:

Calienta una sartén antiadherente a fuego medio. No es necesario añadir aceite ya que la mezcla de huevo y avena no se pega fácilmente.

Vierta la masa:

Vierta la masa en la sartén caliente, extendiéndola uniformemente para formar una tarta.

Cocine a fuego lento:

Cocine a fuego lento durante unos 2-3 minutos por cada lado, o hasta que la tarta esté firme y dorada.

Servir con Miel y Canela:

Retire la tartaleta de la sartén y colóquela en un plato. Rocíe con miel al gusto y espolvoree con canela en polvo.

Disfrutar:

Disfruta de tu tartaleta de huevo y avena con miel y canela como desayuno o merienda saludable y sabrosa.

Esta sencilla receta es una opción nutritiva y deliciosa para una comida rápida.

La miel y la canela aportan un toque dulce y aromático a la tartaleta, haciéndola aún más sabrosa.

Recuerda ajustar la cantidad de avena dependiendo de la consistencia deseada de la masa.

PASTEL DE ZANAHORIA

Aquí tienes una receta sencilla de pastel de zanahoria con edulcorante y harina de garbanzos:

Ingredientes:

PARA EL PASTEL:
2 zanahorias medianas, peladas y cortadas en trozos
3 huevos
1 taza de edulcorante de tu elección (puedes usar edulcorante culinario al gusto)
1/2 taza de aceite vegetal (como aceite de coco o aceite de canola)
1 taza de harina de garbanzos
1 cucharadita de polvo para hornear
1 cucharadita de esencia de vainilla (opcional)
Una pisca de sal

PARA LA COBERTURA (OPCIONAL):

1/2 taza de crema espesa (puedes usar crema ligera)
2 cucharadas de edulcorante en polvo (o al gusto)
2 cucharadas de cacao en polvo (opcional, para darle un toque de chocolate)
Virutas de chocolate o zanahoria para decoración (opcional)

Instrucciones:

Preparación:

Precalienta el horno a 180°C. Engrasar y enharinar un molde para bizcocho (de unos 20 cm de diámetro aproximadamente).

Licúa los ingredientes:

En una licuadora coloca las zanahorias, los huevos, el edulcorante, el aceite y la esencia de vainilla (si la usas). Mezcla hasta obtener una mezcla suave.

Agregue los ingredientes secos:

En un bol aparte, mezcla la harina de garbanzos, la levadura en polvo y una pizca de sal. Agrega los ingredientes secos a la mezcla líquida en la licuadora y licúa nuevamente hasta que todos los ingredientes estén bien combinados.

Hornea el pastel:

Vierta la masa en el molde preparado y hornee en el horno precalentado durante unos 30-35 minutos, o hasta que al insertar un palillo en el centro, éste salga limpio. El tiempo de horneado puede variar, así que vigila el pastel.

Prepare la Cobertura (opcional):

Mientras se hornea el bizcocho, puedes preparar el glaseado. En un bol mezclar la nata, el edulcorante y el cacao en polvo (si se usa). Mezcla bien hasta obtener una cobertura cremosa.

Terminar el pastel:

Después de sacar el bizcocho del horno y dejar que se enfríe un poco, puedes esparcir el glaseado encima, si lo deseas. Decora con virutas de chocolate o zanahoria, si lo prefieres.

Servir y disfrutar:

Cortar el bizcocho en rodajas y servir.

Este bizcocho de zanahoria es una opción más saludable, sin azúcar refinada y con harina de garbanzos, por lo que es apto para personas que buscan reducir el consumo de carbohidratos refinados.

Ten en cuenta que, al utilizar edulcorantes, el dulzor puede variar dependiendo de la marca y tipo de edulcorante que elijas. Por tanto, ajusta la cantidad de edulcorante según tus preferencias personales.

PAPILLA DE HARINA DE MAIZ

Puedes preparar una deliciosa papilla de maicena con chocolate en polvo para comer fría.

Aquí está la receta:

Ingredientes:

2 tazas de leche

3 cucharadas de maicena (almidón de maíz)

2 cucharadas de chocolate en polvo (o cacao en polvo sin azúcar)

1 cucharadita de esencia de vainilla (opcional)

Granos de chocolate (opcional, para decoración)

Instrucciones:

Mezclar los ingredientes secos:

En un bol mezcla la maicena, el chocolate en polvo y el edulcorante. Mezcle bien para asegurarse de que los ingredientes secos estén bien combinados.

Disolver la maicena:

En una cacerola vierte la leche y coloca a fuego medio. Antes de que la leche empiece a hervir, agrega lentamente la mezcla de maicena y chocolate, revolviendo constantemente para evitar que se formen grumos.

Cocine hasta que espese:

Continúe cocinando la papilla a fuego medio-bajo, revolviendo constantemente, hasta que comience a espesarse. Esto puede tardar de 5 a 10 minutos, dependiendo de la intensidad del fuego. Asegúrate de revolver bien para evitar que la papilla se pegue al fondo de la sartén.

Agregue esencia de vainilla (opcional):

Si usa esencia de vainilla, agréguela a la papilla y mezcle bien.

Enfriar y servir:

Una vez que la papilla alcance la consistencia deseada (debe quedar muy espesa), retírala del fuego y déjala enfriar un poco. Luego, colócalo en macetas individuales o en un recipiente más grande.

Helado:

Para convertir tu papilla en un postre frío, colócala en el frigorífico unas horas o hasta que esté bien fría.

Decorar y servir:

Antes de servir, puedes decorar con chispas de chocolate si lo deseas.

Esta papilla de maicena con chocolate en polvo es un postre delicioso y saciante que puede sustituir a los dulces ricos en calorías. Es cremoso, tiene un agradable sabor a chocolate y es perfecto para consumir frío.

¡Disfrutar!

Aquí hay una lista de postres sin azúcar que pueden ayudarlo a satisfacer su gusto por lo dulce mientras sigue una dieta más saludable. Estos postres se endulzan de forma natural o con sustitutos del azúcar, lo que los convierte en opciones más aptas para la dieta:

Fruta fresca:

Frutas como fresas, arándanos, frambuesas, manzanas, peras y kiwis pueden ser postres deliciosos por sí solos. Enriquecer con nata montada sin grasa y sin azúcar.

Yogur Natural con Frutas:

Combine yogur natural (sin azúcar) con fruta fresca o congelada para obtener un postre refrescante.

Batidos de frutas y verduras:

Licue frutas y verduras con agua, leche sin azúcar o yogur para crear batidos dulces y saludables.

Mousse de aguacate:

Mezcla aguacate maduro, cacao en polvo sin azúcar, leche de almendras y un edulcorante natural como miel o stevia para crear una mousse de chocolate saludable.

Pudín de chía:

Mezcla semillas de chía con leche de almendras sin azúcar y un edulcorante natural. Déjalo reposar en la nevera hasta que espese. Agregue extracto de fruta o vainilla para darle más sabor.

Barritas de avena y frutas:

Combine avena, frutos secos sin azúcar, nueces y semillas con un poco de miel o jarabe de arce. Forme barras y colóquelas en el frigorífico para que se endurezcan.

Helado de plátano:

Congela los plátanos maduros y luego licúa en una licuadora hasta obtener una consistencia de helado. Agregue cacao en polvo sin azúcar o extracto de vainilla para darle más sabor.

Tazón de açaí:

Mezclar pulpa de açaí congelada con fruta, semillas y un poco de miel o sirope de agave. Sirva como tazón con aderezos saludables.

Paleta de frutas:

Haz paletas heladas caseras usando jugo de frutas naturales o un batido de frutas sin azúcar.

Galletas de avena y plátano:

Mezcla la avena, los plátanos maduros triturados, las nueces picadas y la canela. Hornee en forma de galleta hasta que esté dorada.

Ensalada de Frutas con Menta:

Combine una variedad de frutas frescas y sazone con un poco de jugo de limón y hojas de menta fresca.

Compota de frutas:

Cuece frutas frescas, como manzanas o peras, con un poco de agua y canela hasta que estén blandas. No es necesario agregar azúcar.

Paleta de yogur:

Mezcla yogur natural sin azúcar con fruta y vierte en moldes para paletas. Congelar hasta que endurezca.

Pudín de tofu:

Mezcle tofu sedoso con cacao en polvo sin azúcar, extracto de vainilla y un edulcorante natural. Licue hasta que quede suave y sirva.

Recuerda que el uso moderado de edulcorantes naturales, como la miel, el sirope de arce, la stevia o el azúcar de coco, puede ser una opción para endulzar estos postres sin azúcar. La cantidad de edulcorante debe ajustarse según tus preferencias personales.

LO QUE DEBES HACER DESDE EL MOMENTO EN QUE INICIAS EL CAMINO HACIA TU META DE UN CUERPO SANO:

Piensa siempre antes de comer.

Si te apetece algo dulce, haz algo que lo sustituya, pero hecho con edulcorante.

Acude al supermercado con tiempo para analizar cada artículo y comprar con atención.

Actualmente tenemos opciones 0 grasas, 0 azúcares, con 100 por ciento de sabor.

Las personas de tu familia no necesitarán seguir la misma dieta que tú, pero no deberán comer dulces ni todas las golosinas a las que tú renunciaste.

Ten la seguridad de que la salud de todos estará cuidada.

Día 1:

Desayuno: tartaleta de Avena

Merienda matutina: frutas (por ejemplo, manzana)

Almuerzo: quinua con frijoles, verduras salteadas (brócoli, zanahoria, pimientos) y atún.

Postre: yogur con miel

Merienda de la tarde: frutas (por ejemplo, plátano)

Cena: quinua con frijoles, ensalada de hojas verdes y cazón a la parrilla

Postre: fruta con miel

Comida antes de acostarse: gachas de avena o maicena

Nota: Si tienes hambre durante el día, puedes comer fruta o yogur con miel.

Día 2:

Desayuno: Tartaleta De Avena

Merienda matutina: Frutas (por ejemplo, pera)

Almuerzo: Quinua con garbanzos y verduras salteadas (brócoli, zanahoria, pimientos)

Merienda de la tarde: Frutas (por ejemplo, uvas)

Cena: Quinua con ensalada de hojas verdes y cazón a la plancha

Comida antes de acostarse: Gachas de avena o maicena

Nota: Si tienes hambre durante el día, puedes comer pan o yogur con miel.

Día 3:

Desayuno: Tartaleta De Avena

Merienda matutina: Frutas (por ejemplo, naranja)

Almuerzo: Quinua con lentejas y verduras salteadas (brócoli, zanahoria, pimientos)

Merienda de la tarde: Frutas (por ejemplo, kiwi)

Cena: Quinua con verduras y cazón asado

Comida antes de acostarse: Gachas de avena

Día 4:

Desayuno: Tartaleta De Avena

Merienda matutina: Frutas (por ejemplo, plátano)

Almuerzo: Quinua con garbanzos y verduras salteadas (brócoli, zanahoria, pimientos)

Merienda de la tarde: Frutas (por ejemplo, manzana)

Cena: Quinua con ensalada de hojas verdes y cazón a la plancha

Comida antes de acostarse: Gachas de Maicena

Día 5:

Desayuno: Tartaleta De Avena

Merienda matutina: Frutas (por ejemplo, pera)

Almuerzo: Quinua con lentejas y verduras salteadas (brócoli, zanahoria, pimientos)

Merienda de la tarde: Frutas (por ejemplo, uvas)

Cena: Quinua con verduras y cazón asado

Comida antes de acostarse: Gachas de avena

Día 6:

Desayuno: Tartaleta De Avena

Merienda matutina: Frutas (por ejemplo, naranja)

Almuerzo: Quinua con garbanzos y verduras salteadas (brócoli, zanahoria, pimientos)

Merienda de la tarde: Frutas (por ejemplo, kiwi)

Cena: Quinua con ensalada de hojas verdes y cazón a la plancha

Comida antes de acostarse: Gachas de avena

Día 7:

Desayuno: Tartaleta De Avena

Merienda matutina: Frutas (por ejemplo, plátano)

Almuerzo: Quinua con lentejas y verduras salteadas (brócoli, zanahoria, pimientos)

Merienda de la tarde: Frutas (por ejemplo, manzana)

Cena: Quinua con verduras y cazón asado

Comida antes de acostarse: Gachas de Maicena

Día 8:

Desayuno: Tartaleta De Avena

Merienda matutina: Frutas (por ejemplo, pera)

Almuerzo: Quinua con garbanzos y verduras salteadas (brócoli, zanahoria, pimientos)

Merienda de la tarde: Frutas (por ejemplo, uvas)

Cena: Quinua con ensalada de hojas verdes y cazón a la plancha

Comida antes de acostarse: Gachas de avena

Día 9:

Desayuno: Tartaleta De Avena

Merienda matutina: Frutas (por ejemplo, naranja)

Almuerzo: Quinua con lentejas y verduras salteadas (brócoli, zanahoria, pimientos)

Merienda de la tarde: Frutas (por ejemplo, kiwi)

Cena: Quinua con verduras y cazón asado

Comida antes de acostarse: Gachas de avena

Día 10:

Desayuno: Tartaleta De Avena

Merienda matutina: Frutas (por ejemplo, plátano)

Almuerzo: Quinua con garbanzos y verduras salteadas (brócoli, zanahoria, pimientos)

Merienda de la tarde: Frutas (por ejemplo, manzana)

Cena: Quinua con ensalada de hojas verdes y cazón a la plancha

Comida antes de acostarse: Gachas de Maicena

Día 11:

Desayuno: Tartaletas De Avena

Merienda matutina: Frutas (por ejemplo, pera)

Almuerzo: Quinua con lentejas y verduras salteadas (brócoli, zanahoria, pimientos)

Merienda de la tarde: Frutas (por ejemplo, uvas)

Cena: Quinua con ensalada de hojas verdes y cazón a la plancha

Comida antes de acostarse: Gachas de avena

Té de la noche: Manzanilla

Si tienes hambre: Zanahorias

Día 12:

Desayuno: Tartaletas De Avena

Merienda matutina: Frutas (por ejemplo, naranja)

Almuerzo: Quinua con garbanzos y verduras salteadas (brócoli, zanahoria, pimientos)

Merienda de la tarde: Frutas (por ejemplo, kiwi)

Cena: Quinua con verduras y cazón asado

Comida antes de acostarse: Gachas de avena

Té de la noche: Menta

Si tienes hambre: Zanahorias

Día 13:

Desayuno: Tartaleta De Avena

Merienda matutina: Frutas (por ejemplo, plátano)

Almuerzo: Quinua con lentejas y verduras salteadas (brócoli, zanahoria, pimientos)

Merienda de la tarde: Frutas (por ejemplo, manzana)

Cena: Quinua con ensalada de hojas verdes y cazón a la plancha

Comida antes de dormir: Papilla de Maicena

Té de la noche: Bálsamo de limón

Si tienes hambre: Zanahorias

Día 14:

Desayuno: Tartaleta De Avena

Merienda matutina: Frutas (por ejemplo, pera)

Almuerzo: Quinua con garbanzos y verduras salteadas (brócoli, zanahoria, pimientos)

Merienda de la tarde: Frutas (por ejemplo, uvas)

Cena: Quinua con verduras y cazón asado

Comida antes de acostarse: Gachas de avena

Té de la noche: Té verde

Si tienes hambre: Zanahorias

Día 15:

Desayuno: Tartaleta De Avena

Merienda matutina: Frutas (por ejemplo, naranja)

Almuerzo: Quinua con lentejas y verduras salteadas (brócoli, zanahoria, pimientos)

Merienda de la tarde: Frutas (por ejemplo, kiwi)

Cena: Quinua con ensalada de hojas verdes y cazón a la plancha

Comida antes de acostarse: Gachas de avena

Té de la noche: Jengibre

Si tienes hambre: Zanahorias

Día 16:

Desayuno: Tartaleta De Avena

Merienda matutina: Frutas (por ejemplo, plátano)

Almuerzo: Quinua con garbanzos y verduras salteadas (brócoli, zanahoria, pimientos)

Merienda de la tarde: Frutas (por ejemplo, manzana)

Cena: Quinua con verduras y cazón asado

Comida antes de acostarse: Gachas de Maicena

Té de la noche: Té de canela

Si tienes hambre: Zanahorias

Día 17:

Desayuno: Tartaleta De Avena

Merienda matutina: Frutas (por ejemplo, pera)

Almuerzo: Quinua con lentejas y verduras salteadas (brócoli, zanahoria, pimientos)

Merienda de la tarde: Frutas (por ejemplo, uvas)

Cena: Quinua con ensalada de hojas verdes y cazón a la plancha

Comida antes de acostarse: Gachas de avena

Té de la noche: Té de manzana

Si tienes hambre: Zanahorias

Día 18:

Desayuno: Tartaleta de Avena

Merienda Matutina: Frutas (por ejemplo, naranja)

Almuerzo: Quinua con garbanzos y verduras salteadas (brócoli, zanahoria, pimientos)

Merienda de la Tarde: Frutas (por ejemplo, kiwi)

Cena: Quinua con verduras y cazón asado

Comida antes de acostarse: Gachas de Avena

Te de la Noche: Té de camomila

Si tienes hambre: Zanahorias

Día 19:

Desayuno: Tartaleta de Avena

Merienda Matutina: Frutas (por ejemplo, banana)

Almuerzo: Quinua con lentejas y verduras salteadas (brócoli, zanahoria, pimientos)

Merienda de la Tarde: Frutas (por ejemplo, manzana)

Cena: Quinua con ensalada de hojas verdes y cazón a la plancha

Comida antes de acostarse: Gachas de maicena

Te de la Noche: Té de lavanda

Si tienes hambre: Zanahorias

Día 20:

Desayuno: Tartaleta de Avena

Merienda Matutina: Frutas (por ejemplo, pera)

Almuerzo: Quinoa con garbanzos y verduras salteadas (brócoli, zanahoria, pimientos)

Merienda de la Tarde: Frutas (por ejemplo, uvas)

Cena: Quinua con verduras y cazón asado

Comida antes de acostarse: Gachas de Avena

Te de la Noche: Té de bálsamo de limón

Si tienes hambre: Zanahorias

Día 21:

Desayuno: Tartaleta de Avena

Merienda Matutina: Frutas (por ejemplo, naranja)

Almuerzo: Quinoa con lentejas y verduras salteadas (brócoli, zanahoria, pimientos)

Merienda de la Tarde: Frutas (por ejemplo, kiwi)

Cena: Quinua con verduras y cazón asado

Comida antes de acostarse: Gachas de Avena

Te de la Noche: Té de jengibre

Si tienes hambre: Zanahorias

Día 22:

Desayuno: Tartaleta de Avena

Merienda Matutina: Frutas (por ejemplo, banana)

Almuerzo: Quinua con garbanzos y verduras salteadas (brócoli, zanahoria, pimientos)

Merienda de la Tarde: Frutas (por ejemplo, manzana)

Cena: Quinua con ensalada de hojas verdes y cazón a la plancha

Comida antes de acostarse: Gachas de maicena

Te de la Noche: Té de camomila

Si tienes hambre: Zanahorias

Día 23:

Desayuno: Tartaleta de Avena

Merienda Matutina: Frutas (por ejemplo, pera)

Almuerzo: Quinua con lentejas y verduras salteadas (brócoli, zanahoria, pimientos)

Merienda de la Tarde: Frutas (por ejemplo, uvas)

Cena: Quinua con verduras y cazón asado

Comida antes de acostarse: Gachas de Avena

Te de la Noche: Té de lavanda

Si tienes hambre: Zanahorias

Día 24:

Desayuno: Tartaleta de Avena

Merienda Matutina: Frutas (por ejemplo, naranja)

Almuerzo: Quinua con garbanzos y verduras salteadas (brócoli, zanahoria, pimientos)

Merienda de la Tarde: Frutas (por ejemplo, kiwi)

Cena: Quinoa con ensalada de hojas verdes y cazón a la plancha

Comida antes de acostarse: Gachas de Avena

Te de la Noche: Té Verde

Si tienes hambre: Zanahorias

Día 25:

Desayuno: Tartaleta de Avena

Merienda Matutina: Frutas (por ejemplo, banana)

Almuerzo: Quinua con lentejas y verduras salteadas (brócoli, zanahoria, pimientos)

Merienda de la Tarde: Frutas (por ejemplo, manzana)

Cena: Quinua con verduras y cazón asado

Comida antes de acostarse: Gachas de Maicena

Te de la Noche: Té de bálsamo de limón

Si tienes hambre: Zanahorias

Día 26:

Desayuno: Tartaleta de Avena

Merienda Matutina: Frutas (por ejemplo, pera)

Almuerzo: Quinua con garbanzos y verduras salteadas (brócoli, zanahoria, pimientos)

Merienda de la Tarde: Frutas (por ejemplo, uvas)

Cena: Quinua con ensalada de hojas verdes y cazón a la plancha

Comida antes de acostarse: Gachas de Avena

Te de la Noche: Té de Manzanas

Si tienes hambre: Zanahorias

Día 27:

Desayuno: Tartaleta de Avena

Merienda Matutina: Frutas (por ejemplo, naranja)

Almuerzo: Quinua con lentejas y verduras salteadas (brócoli, zanahoria, pimientos)

Merienda de la Tarde: Frutas (por ejemplo, kiwi)

Cena: Quinua con verduras y cazón asado

Comida antes de acostarse: Gachas de Avena

Te de la Noche: Té de Canela

Si tienes hambre: Zanahorias

Día 28:

Desayuno: Tartaleta de Avena

Merienda Matutina: Frutas (por ejemplo, banana)

Almuerzo: Quinua con garbanzos y verduras salteadas (brócoli, zanahoria, pimientos)

Merienda de la Tarde: Frutas (por ejemplo, manzana)

Cena: Quinua con ensalada de hojas verdes y cazón a la plancha

Comida antes de acostarse: Gachas de Maicena

Te de la Noche: Té de Lavanda

Si tienes hambre: Zanahorias

Día 29:

Desayuno: Tartaleta de Avena

Merienda Matutina: Frutas (por ejemplo, pera)

Almuerzo: Quinua con lentejas y verduras salteadas (brócoli, zanahoria, pimientos)

Merienda de la Tarde: Frutas (ex: uvas)

Cena: Quinoa con verduras y cazón asado

Comida antes de acostarse: Gachas de Avena

Te de la Noche: Té de Jengibre

Si tienes hambre: Zanahorias

Día 30:

Desayuno: Tartaleta de Avena

Merienda Matutina: Frutas (ex: naranja)

Almuerzo: Quinua con garbanzos y verduras salteadas (brócoli, zanahoria, pimientos)

Merienda de la Tarde: Frutas (ex: kiwi)

Cena: Quinua con ensalada de hojas verdes y cazón a la plancha

Comida antes de acostarse: Gachas de Avena

Te de la Noche: Té de Camomila

Si tienes hambre: Zanahorias

Día 31:

Desayuno: Tartaleta de Avena

Merienda Matutina: Frutas (ex: banana)

Almuerzo: Quinua con lentejas y verduras salteadas (brócoli, zanahoria, pimientos)

Merienda de la Tarde: Frutas (ex: manzana)

Cena: Quinua con verduras y cazón asado

Comida antes de acostarse: Gachas de Maicena

Te de la Noche: Té de bálsamo de limón

Si tienes hambre: Zanahorias

¡¡¡LLEGASTE HASTA AQUÍ!!!

HOY ES EL DÍA DE MEDIR TUS VICTORIAS.

Fecha___/___/___

Cuello:

Busto:

Cintura:

Cadera:

Brazo derecho:

Brazo izquierdo:

Muslo derecho:

Muslo izquierdo:

Haga esto todos los meses y esté contento con los resultados.

A PARTIR DE YA, PARA UN MAYOR CUIDADO DE LAS VITAMINAS,

ESTÁS LISTO PARA AGREGAR LA DIETA DE JUGOS A ESTE PROGRAMA

LIBRO A TU DISPOSICIÓN, EN

AMAZON.COM

"LA MAGIA DE LOS ZUMOS"

AUTOR: A.L.R.B.

Serie: Alimentación Saludable

Día 32:

Desayuno: Tartaleta de Avena

Merienda Matutina: Frutas (ex: naranja)

Almuerzo: Quinua con lentejas y verduras salteadas (brócoli, zanahoria, pimientos)

Merienda de la Tarde: Frutas (ex: kiwi)

Cena: Quinua con verduras y cazón asado

Comida antes de acostarse: Gachas de Avena

Te de la Noche: Té de Jengibre

Si tienes hambre: Zanahorias

Día 33:

Desayuno: Tartaleta de Avena

Merienda Matutina: Frutas (ex: banana)

Almuerzo: Quinua con garbanzos y verduras salteadas (brócoli, zanahoria, pimientos)

Merienda de la Tarde: Frutas (ex: manzana)

Cena: Quinua con ensalada de hojas verdes y cazón a la plancha

Comida antes de acostarse: Gachas de Maicena

Te de la Noche: Té de Camomila

Si tienes hambre: Zanahorias

Día 34:

Desayuno: Tartaleta de Avena

Merienda Matutina: Frutas (ex: pera)

Almuerzo: Quinua con lentejas y verduras salteadas (brócoli, zanahoria, pimientos)

Merienda de la Tarde: Frutas (ex: uvas)

Cena: Quinua con verduras y cazón asado

Comida antes de acostarse: Gachas de Avena

Te de la Noche: Té de Lavanda

Si tienes hambre: Zanahorias

Día 35:

Desayuno: Tartaleta de Avena

Merienda Matutina: Frutas (ex: naranja)

Almuerzo: Quinua con garbanzos y verduras salteadas (brócoli, zanahoria, pimientos)

Merienda de la Tarde: Frutas (ex: kiwi)

Cena: Quinua con ensalada de hojas verdes y cazón a la plancha

Comida antes de acostarse: Gachas de Avena

Te de la Noche: Té Verde

Si tienes hambre: Zanahorias

Día 36:

Desayuno: Tartaleta de Avena

Merienda Matutina: Frutas (ex: banana)

Almuerzo: Quinua con lentejas y verduras salteadas (brócoli, zanahoria, pimientos)

Merienda de la Tarde: Frutas (ex: manzana)

Cena: Quinua con verduras y cazón asado

Comida antes de acostarse: Gachas de Maicena

Te de la Noche: Té de bálsamo de limón

Si tienes hambre: Zanahorias

Día 37:

Desayuno: Tartaleta de Avena

Merienda Matutina: Frutas (ex: pera)

Almuerzo: Quinua con garbanzos y verduras salteadas (brócoli, zanahoria, pimientos)

Merienda de la Tarde: Frutas (ex: uvas)

Cena: Quinua con verduras y cazón asado

Comida antes de acostarse: Gachas de Avena

Te de la Noche: Té de manzanas

Si tienes hambre: Zanahorias

Día 38:

Desayuno: Tartaleta de Avena

Merienda Matutina: Frutas (ex: naranja)

Almuerzo: Quinua con lentejas y verduras salteadas (brócoli, zanahoria, pimientos)

Merienda de la Tarde: Frutas (ex: kiwi)

Cena: Quinua con ensalada de hojas verdes y cazón a la plancha

Comida antes de acostarse: Gachas de Avena

Te de la Noche: Té de Canela

Si tienes hambre: Zanahorias

Día 39:

Desayuno: Tartaleta de Avena

Merienda Matutina: Frutas (ex: banana)

Almuerzo: Quinua con garbanzos y verduras salteadas (brócoli, zanahoria, pimientos)

Merienda de la Tarde: Frutas (ex: manzanas)

Cena: Quinua con verduras y cazón asado

Comida antes de acostarse: Gachas de Maicena

Te de la Noche: Té de Lavanda

Si tienes hambre: Zanahorias

Día 40:

Desayuno: Tartaleta de Avena

Merienda Matutina: Frutas (ex: pera)

Almuerzo: Quinua con lentejas y verduras salteadas (brócoli, zanahoria, pimientos)

Merienda de la Tarde: Frutas (ex: uvas)

Cena: Quinua con verduras y cazón asado

Comida antes de acostarse: Gachas de Avena

Te de la Noche: Té de Jengibre

Si tienes hambre: Zanahorias

Día 41:

Desayuno: Tartaleta de Avena

Merienda Matutina: Frutas (ex: naranja)

Almuerzo: Quinua con garbanzos y verduras salteadas (brócoli, zanahoria, pimientos)

Merienda de la Tarde: Frutas (ex: kiwi)

Cena: Quinua con ensalada de hojas verdes y cazón a la plancha

Comida antes de acostarse: Gachas de Avena

Te de la Noche: Té de Camomila

Si tienes hambre: Zanahorias

Día 42:

Desayuno: Tartaleta de Avena

Merienda Matutina: Frutas (ex: banana)

Almuerzo: Quinua con lentejas y verduras salteadas (brócoli, zanahoria, pimientos)

Merienda de la Tarde: Frutas (ex: manzana)

Cena: Quinua con verduras y cazón asado

Comida antes de acostarse: Gachas de Maicena

Te de la Noche: Té de bálsamo de limón

Si tienes hambre: Zanahorias

Día 43:

Desayuno: Tartaleta de Avena y 2 huevos cocidos

Merienda Matutina: Frutas (ex: naranja)

Almuerzo: Quinua con lentejas, verduras salteadas (brócoli, zanahoria, pimientos) y pechuga de pollo a la plancha

Merienda de la Tarde: Frutas (ex: kiwi)

Cena: Quinua con verduras y cazón asado

Comida antes de acostarse: Gachas de Maicena

Te de la Noche: Té de Camomila

Si tienes hambre: Zahahorias

Día 44:

Desayuno: Tartaleta de Avena y tortilla de espinacas con 2 huevos

Merienda Matutina: Frutas (ex: banana)

Almuerzo: Quinua con lentejas, verduras salteadas (brócoli, zanahoria, pimientos) y pechuga de pollo a la plancha

Merienda de la Tarde: Frutas (ex: manzana)

Cena: Quinua con verduras y filete de pollo en salsa de limón

Comida antes de acostarse: Gachas de Avena

Te de la Noche: Té Verde

Si tienes hambre: Zanahorias

Día 45:

Desayuno: Tartaleta de Avena y huevos revueltos con espinacas

Merienda Matutina: Frutas (ex: pera)

Almuerzo: Quinua con lentejas, verduras salteadas (brócoli, zanahoria, pimientos) y pechuga de pollo a la plancha

Merienda de la Tarde: Frutas (ex: uvas)

Cena: Quinua con verduras y filete de pollo a la plancha

Comida antes de acostarse: Gachas de Avena

Te de la Noche: Té de Lavanda

Si tienes hambre: Zanahorias

Día 46:

Desayuno: Tartaleta de Avena y 2 huevos cocidos

Merienda Matutina: Frutas (ex: naranja)

Almuerzo: Quinua con lentejas, verduras salteadas (brócoli, zanahoria, pimientos) y pechuga de pollo a la plancha

Merienda de la Tarde: Frutas (ex: kiwi)

Cena: Quinua con verduras y filete de pollo en salsa de mostaza

Comida antes de acostarse: Gachas de Maicena

Te de la Noche: Té de Camomila

Si tienes hambre: Zanahorias

Día 47:

Desayuno: Tartaleta de Avena y tortilla de espinacas con 2 huevos

Merienda Matutina: Frutas (ex: banana)

Almuerzo: Quinua con lentejas, verduras salteadas (brócoli, zanahoria, pimientos) y pechuga de pollo a la plancha

Merienda de la Tarde: Frutas (ex: manzana)

Cena: Quinua con verduras y pechuga de pollo a la plancha

Comida antes de acostarse: Gachas de Avena

Te de la Noche: Té Verde

Si tienes hambre: Zanahorias

Día 48:

Desayuno: Tartaleta de Avena y huevos revueltos con espinacas

Merienda Matutina: Frutas (ex: pera)

Almuerzo: Quinua con lentejas, verduras salteadas (brócoli, zanahoria, pimientos) y pechuga de pollo a la plancha

Merienda de la Tarde: Frutas (ex: uvas)

Cena: Quinua con verduras y filete de pollo en salsa de limón

Comida antes de acostarse: Gachas de Maicena

Te de la Noche: Té de Lavanda

Si tienes hambre: Zanahorias

Día 49:

Desayuno: Tartaleta de Avena y 2 huevos cocidos

Merienda Matutina: Frutas (ex: naranja)

Almuerzo: Quinoa con lentejas, verduras salteadas (brócoli, zanahoria, pimientos) y pechuga de pollo a la plancha

Merienda de la Tarde: Frutas (ex: kiwi)

Cena: Quinua con verduras y filete de pollo en salsa de mostaza

Comida antes de acostarse: Gachas de Avena

Te de la Noche: Té de Camomila

Si tienes hambre: Zanahorias

Día 50:

Desayuno: Tartaleta de Avena y tortilla de espinacas con 2 huevos

Merienda Matutina: Frutas (ex: banana)

Almuerzo: Quinua con lentejas, verduras salteadas (brócoli, zanahoria, pimientos) y pechuga de pollo a la plancha

Merienda de la Tarde: Frutas (ex: manzana)

Cena: Quinua con verduras y pechuga de pollo a la plancha

Comida antes de acostarse: Gachas de Maicena

Te de la Noche: Té Verde

Si tienes hambre: Zanahorias

Día 51:

Desayuno: Tartaleta de Avena y huevos revueltos con espinacas

Merienda Matutina: Frutas (ex: pera)

Almuerzo: Quinua con lentejas, verduras salteadas (brócoli, zanahoria, pimientos) y pechuga de pollo a la plancha

Merienda de la Tarde: Frutas (ex: uvas)

Cena: Quinua con verduras y filete de pollo en salsa de limón

Comida antes de acostarse: Gachas de Maicena

Te de la Noche: Té de Lavanda

Si tienes hambre: Zanahorias

Día 52:

Desayuno: Tartaleta de Avena y 2 huevos cocidos

Merienda Matutina: Frutas (ex: naranja)

Almuerzo: Quinua con lentejas, verduras salteadas (brócoli, zanahoria, pimientos) y pechuga de pollo a la plancha

Merienda de la Tarde: Frutas (ex: kiwi)

Cena: Quinua con verduras y filete de pollo en salsa de mostaza

Comida antes de acostarse: Gachas de Avena

Te de la Noche: Té de Camomila

Si tienes hambre: Zanahorias

Día 53:

Desayuno: Tartaleta de Avena y tortilla de espinacas con 2 huevos

Merienda Matutina: Frutas (ex: banana)

Almuerzo: Quinua con lentejas, verduras salteadas (brócoli, zanahoria, pimientos) y pechuga de pollo a la plancha

Merienda de la Tarde: Frutas (ex: manzana)

Cena: Quinua con verduras y pechuga de pollo a la plancha

Comida antes de acostarse: Gachas de Maicena

Te de la Noche: Té Verde

Si tienes hambre: Zanahorias

Día 54:

Desayuno: Tartaleta de Avena y huevos revueltos con espinacas

Merienda Matutina: Frutas (ex: pera)

Almuerzo: Quinua con lentejas, verduras salteadas (brócoli, zanahoria, pimientos) y pechuga de pollo a la plancha

Merienda de la Tarde: Frutas (ex: uvas)

Cena: Quinua con verduras y filete de pollo en salsa de limón

Comida antes de acostarse: Gachas de Maicena

Te de la Noche: Té de Lavanda

Si tienes hambre: Zanahorias

Día 55:

Desayuno: Tartaleta de Avena y 2 huevos cocidos

Merienda Matutina: Frutas (ex: naranja)

Almuerzo: Quinua con lentejas, verduras salteadas (brócoli, zanahoria, pimientos) y pechuga de pollo a la plancha

Merienda de la Tarde: Frutas (ex: kiwi)

Cena: Quinua con verduras y filete de pollo en salsa de mostaza

Comida antes de acostarse: Gachas de Avena

Te de la Noche: Té de Camomila

Si tienes hambre: Zanahorias

Día 56:

Desayuno: Tartaleta de Avena y tortilla de espinacas con 2 huevos

Merienda Matutina: Frutas (ex: banana)

Almuerzo: Quinua con lentejas, verduras salteadas (brócoli, zanahoria, pimientos) y pechuga de pollo a la plancha

Merienda de la Tarde: Frutas (ex: manzana)

Cena: Quinua con legumbres y filete de pollo a la plancha

Comida antes de acostarse: Ganchas de Maicena

Te de la Noche: Té Verde

Si tienes hambre: Zanahorias

Día 57:

Desayuno: Tartaleta de Avena y huevos revueltos con espinacas

Merienda Matutina: Frutas (ex: pera)

Almuerzo: Quinua con lentejas, verduras salteadas (brócoli, zanahoria, pimientos) y pechuga de pollo a la plancha

Merienda de la Tarde: Frutas (ex: uvas)

Cena: Quinua con legumbres y filete de pollo en salsa de limón

Comida antes de acostarse: Gachas de Maicena

Te de la Noche: Té de Lavanda

Si tienes hambre: Zanahorias

Día 58:

Desayuno: Tartaleta de Avena y 2 huevos cocidos

Merienda Matutina: Frutas (ex: naranja)

Almuerzo: Quinua con lentejas, verduras salteadas (brócoli, zanahoria, pimientos) y pechuga de pollo a la plancha

Merienda de la Tarde: Frutas (ex: kiwi)

Cena: Quinua con verduras y filete de pollo en salsa de mostaza

Comida antes de acostarse: Gachas de Avena

Te de la Noche: Té de Camomila

Si tienes hambre: Zanahorias

Día 59:

Desayuno: Tartaleta de Avena y tortilla de espinacas con 2 huevos

Merienda Matutina: Frutas (ex: banana)

Almuerzo: Quinua con lentejas, verduras salteadas (brócoli, zanahoria, pimientos) y pechuga de pollo a la plancha

Merienda de la Tarde: Frutas (ex: manzana)

Cena: Quinua con verduras y filete de pollo a la plancha

Comida antes de acostarse: Gachas de Maicena

Te de la Noche: Té Verde

Si tienes hambre: Zanahorias

Día 60:

Desayuno: Tartaleta de Avena y huevos revueltos con espinacas

Merienda Matutina: Frutas (ex: pera)

Almuerzo: Quinoa con lentejas, verduras salteadas (brócoli, zanahoria, pimientos) y pechuga de pollo a la plancha

Merienda de la Tarde: Frutas (ex: uvas)

Cena: Quinua con verduras y filete de pollo en salsa de limón

Comida antes de acostarse: Gachas de Maicena

Te de la Noche: Té de Lavanda

Si tienes hambre: Zanahorias

A PARTIR DE AHORA,

AGREGA VARIOS TÉS A TU VIDA.

LIBRO A TU DISPOSICIÓN, EN

AMAZON.COM

"LA MAGIA DEL TÉ"

AUTOR: A.L.R.B.

Serie: Alimentación Saludable

HOY EL DÍA ESTARÁ DEDICADO A LAS FRUTAS.

Día 61:

Desayuno: Frutas variadas (ex: banana, manzana, kiwi)

Merienda Matutina: Frutas variadas (ex: naranja, uvas)

Almuerzo: Salada de frutas con yogur

Merienda de la Tarde: Frutas variadas (ex: fresas, piña)

Cena: Frutas variadas (ex: sandía, manga)

Comida antes de acostarse: Frutas variadas (ex: pera, ciruela)

Te de la Noche: Té de su fruta preferida

Si tienes hambre: Frutas variadas (ex: manzana, banana)

A PARTIR DE AHORA

REPETIR DESDE EL DÍA 1, AÑADIENDO

JUGOS Y TÉS

Los menús presentados son sugerencias para guiar tu dieta.

Tienes la flexibilidad de elegir los alimentos que prefieras, siempre y cuando se consuman con moderación y estén dentro de la lista de alimentos permitidos.

Recuerda centrarte en la variedad y calidad de los alimentos, priorizando frutas, verduras, proteínas magras y cereales integrales.

Respeta tu cuerpo y tus necesidades individuales, adaptando el plan según tu rutina y preferencias.

La clave es tomar decisiones conscientes para mantener un estilo de vida equilibrado y saludable

" LISTA DE PROHIBICIONES "

Dulces y golosinas:
Tartas, galletas, helados, chocolates, etc.

Bebidas azucaradas:
Refrescos, zumos de frutas procesados, bebidas energéticas, etc.

Alimentos fritos y grasos:
Papas fritas, snacks, alimentos empanizados, etc.

Carnes procesadas:
Salchichas, salchichas, jamón, tocino, etc.

Comida rápida:
Hamburguesas, pizzas, hamburguesas, patatas fritas etc.

Alimentos ricos en grasas saturadas:
Mantequilla, quesos grasos, carnes rojas con grasa visible, cerdo, etc.

Alimentos con alto contenido de sal:
Snacks industrializados, caldos concentrados, conservas, etc.

Bebidas alcohólicas:
El exceso de alcohol puede tener impactos negativos en la salud.

Refrescos y bebidas dulces:
Alto en azúcares añadidos y calorías vacías.

Alimentos ultra procesados:
Productos industrializados con muchos aditivos químicos y bajo valor nutricional.

Arroz blanco:
El arroz blanco tiene un bajo valor nutricional y un alto índice glucémico.

Panes y Galletas:
Los panes y galletas blancos, incluidos los salados, tienen un bajo valor nutricional y un alto contenido en azúcares y/o grasas nocivas.

Tostada:
Las tostadas, al ser una forma de pan, también se incluyen en la lista de alimentos a evitar.

Érase una vez
una fuerte
y valiente mujer
llamada Ana.
Al comienzo de su embarazo
ella pesaba 60 kilos
y estaba llena de expectativas
y alegría
por la tan esperada llegada
de su bebé.
Sin embargo,
el destino la desafió
con un embarazo complicado
y de riesgo, y enfrentó dificultades
inesperadas durante este momento
especial.

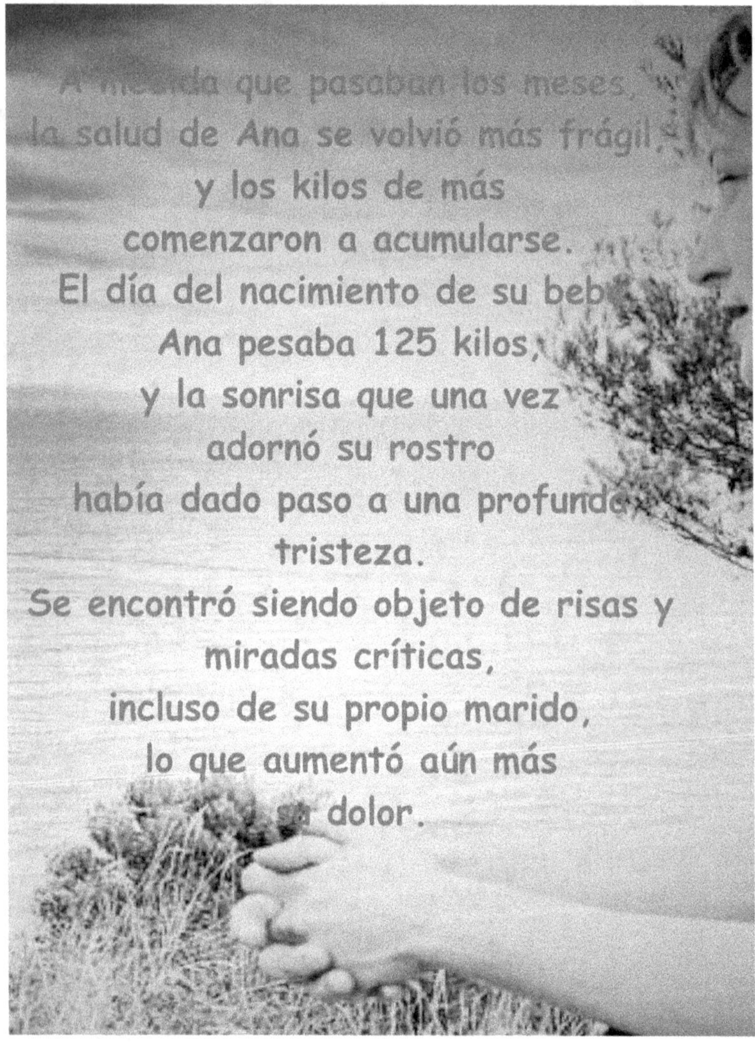
A medida que pasaban los meses,
la salud de Ana se volvió más frágil,
y los kilos de más
comenzaron a acumularse.
El día del nacimiento de su beb
Ana pesaba 125 kilos,
y la sonrisa que una vez
adornó su rostro
había dado paso a una profund
tristeza.
Se encontró siendo objeto de risas y
miradas críticas,
incluso de su propio marido,
lo que aumentó aún más
dolor.

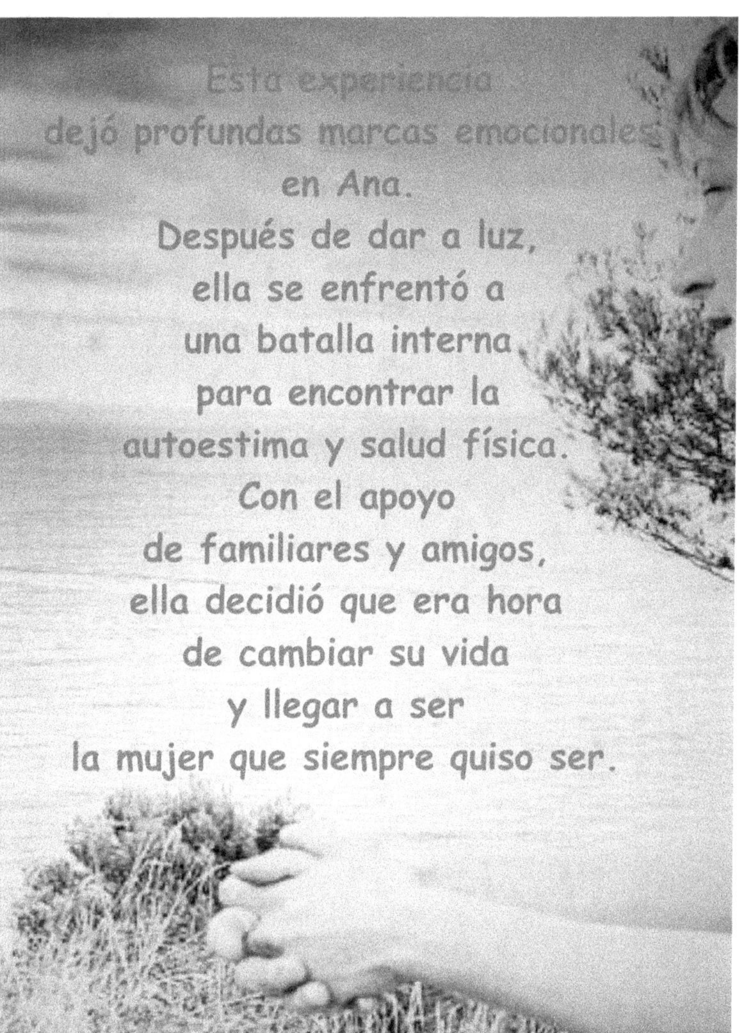
Esta experiencia
dejó profundas marcas emocionales
en Ana.
Después de dar a luz,
ella se enfrentó a
una batalla interna
para encontrar la
autoestima y salud física.
Con el apoyo
de familiares y amigos,
ella decidió que era hora
de cambiar su vida
y llegar a ser
la mujer que siempre quiso ser.

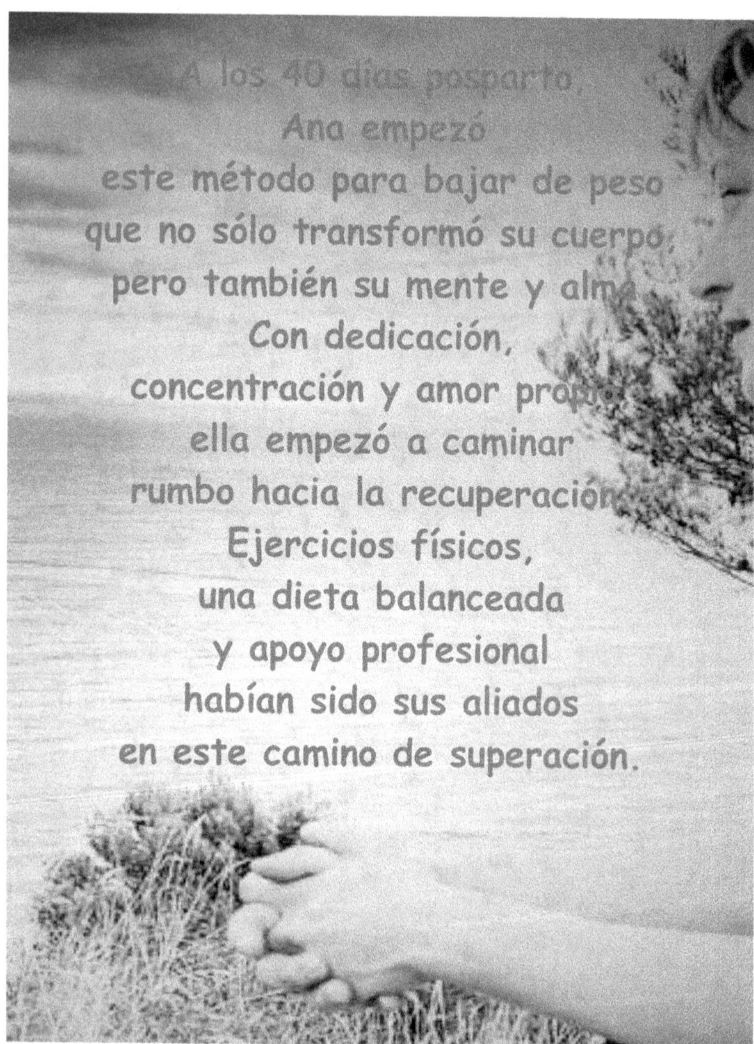
A los 40 días posparto,
Ana empezó
este método para bajar de peso
que no sólo transformó su cuerpo,
pero también su mente y alma.
Con dedicación,
concentración y amor propio,
ella empezó a caminar
rumbo hacia la recuperación.
Ejercicios físicos,
una dieta balanceada
y apoyo profesional
habían sido sus aliados
en este camino de superación.

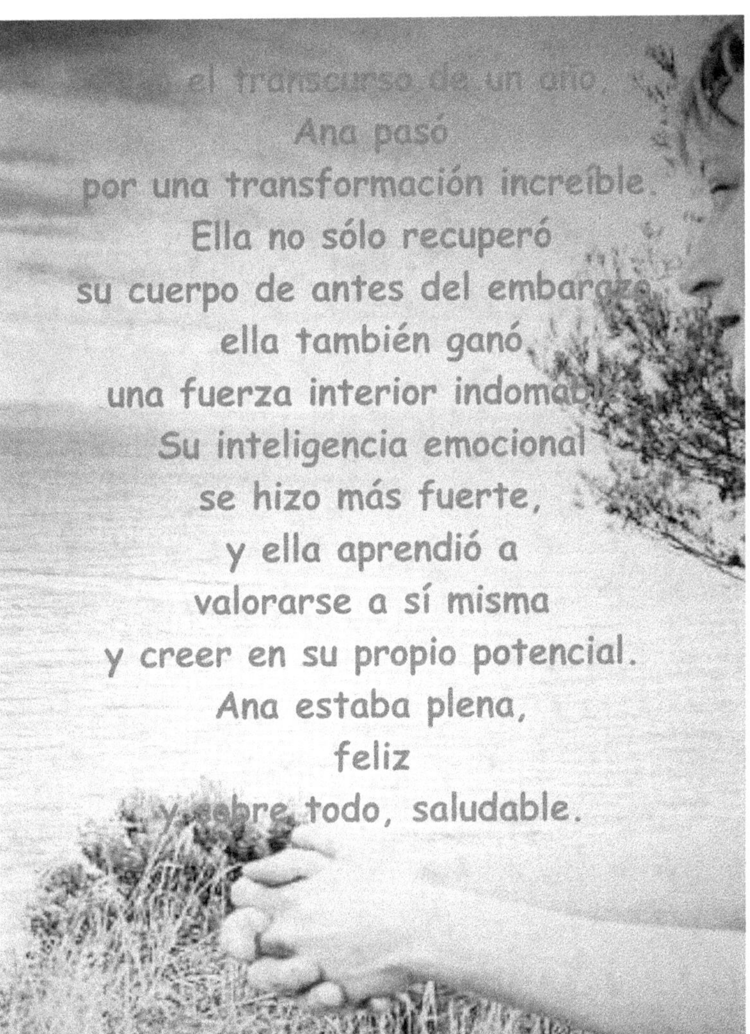
el transcurso de un año,
Ana pasó
por una transformación increíble.
Ella no sólo recuperó
su cuerpo de antes del embarazo,
ella también ganó,
una fuerza interior indomable.
Su inteligencia emocional
se hizo más fuerte,
y ella aprendió a
valorarse a sí misma
y creer en su propio potencial.
Ana estaba plena,
feliz
y sobre todo, saludable.

Esta jornada
no fue solo
sobre la pérdida de peso,
sino de ganar confianza,
amor propio y resiliencia.
Ana se convirtió en un ejemplo
de determinación y superación
para todos los que la rodean.
Su inspiradora historia
demostró que, con perseverancia
y amor propio, es posible
superar desafíos y lograr
felicidad completa. Y entonces,
Ana se convirtió en la personificación
de la fuerza femenina y la capacidad
humana de resurgir
ante la adversidad.

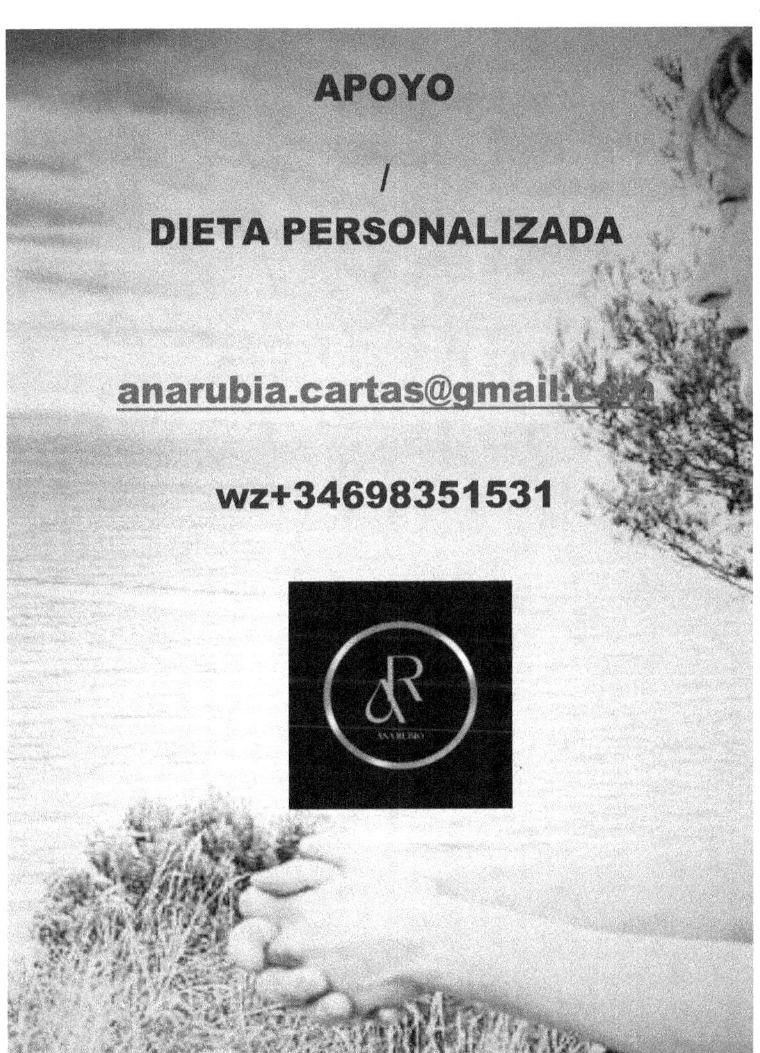
APOYO
/
DIETA PERSONALIZADA
anarubia.cartas@gmail.com
wz+34698351531

www.ingramcontent.com/pod-product-compliance
Lightning Source LLC
Chambersburg PA
CBHW050731260726
48661CB00001B/176

9798876875419